BEI GRIN MACHT SICH IHR WISSEN BEZAHLT

- Wir veröffentlichen Ihre Hausarbeit,
  Bachelor- und Masterarbeit

- Ihr eigenes eBook und Buch -
  weltweit in allen wichtigen Shops

- Verdienen Sie an jedem Verkauf

Jetzt bei www.GRIN.com hochladen
und kostenlos publizieren

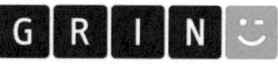

Thomas Hahn

Die Herstellung eines totalen Zahnersatzes nach Kassenrichtlinien

GRIN Verlag

Bibliografische Information der Deutschen Nationalbibliothek:

Die Deutsche Bibliothek verzeichnet diese Publikation in der Deutschen National-
bibliografie; detaillierte bibliografische Daten sind im Internet über http://dnb.d-
nb.de/ abrufbar.

Impressum:

Copyright © 2008 GRIN Verlag GmbH
Druck und Bindung: Books on Demand GmbH, Norderstedt Germany
ISBN: 978-3-656-85492-0

Dieses Buch bei GRIN:

http://www.grin.com/de/e-book/284903/die-herstellung-eines-totalen-zahnersatzes-
nach-kassenrichtlinien

GRIN - Your knowledge has value

Der GRIN Verlag publiziert seit 1998 wissenschaftliche Arbeiten von Studenten, Hochschullehrern und anderen Akademikern als eBook und gedrucktes Buch. Die Verlagswebsite www.grin.com ist die ideale Plattform zur Veröffentlichung von Hausarbeiten, Abschlussarbeiten, wissenschaftlichen Aufsätzen, Dissertationen und Fachbüchern.

Besuchen Sie uns im Internet:

http://www.grin.com/

http://www.facebook.com/grincom

http://www.twitter.com/grin_com

Die Herstellung eines totalen Zahnersatzes nach Kassenrichtlinien

Autor: Thomas Hahn, M. Sc.

Zahntechnikermeister

Berlin, 2008

Einleitende Worte

Die Anfertigung einer totalen Prothese ist immer eine schwierige Sache und bis zur passgenauen Eingliederung eine zeitraubende Aufgabe. Totale Prothese werden im Volksmund nicht selten Schlappen, Scherpen oder Latschen genannt. Dabei kann es nicht im Sinne des Patienten sein schlechtsitzende Prothesen zu akzeptieren. Es handelt sich bei Totalprothesen vielmehr um hochwertigen Ersatz für verloren gegangene Werkzeuge zur Verkleinerung von Speisen in verdauungsgerechte Einheiten. Gleichzeitig müssen die kaudynamischen Gewohnheiten des Patienten berücksichtigt werden. Im Zusammenhang mit der Ästhetik im Frontzahngebiet, das heißt mit der passenden Form- und Farbstellungswahl der sichtbaren Zähne, sowie der entsprechenden Modellation des künstlich zu ersetzenden Zahnfleisch erhalten wir den natürlich nachgebildeten Ersatz, der ein Bestandteil des zahnlosen Menschen werden soll. Leider ist nach kassenzahnärztlichen Verordnungen und trotz Zuzahlungen der Kassen, die Ausführung des totalen Zahnersatzes nur spartanisch standardgerecht möglich, da die Zuzahlung der Kassen bei der totalen Prothese nur einen geringen Prozentsatz der eigentlich benötigten finanziellen Mittel abgedeckt.

Fallbeschreibung

Im Rahmen dieses Artikels wird die prothetische Versorgung eines 72 jährigen Mannes dokumentiert. Er ist körperlich vital und tritt aktiv in der Öffentlichkeit auf. Im Zusammenhang mit seinem öffentlichen Engagement muss der Patient viel und sicher reden können, weshalb er größten Wert auf absolute Tragesicherheit und Ästhetik der Restauration legt. Bei Beginn der Behandlung war der Patient mit einer nicht sehr gut passenden Prothese im Ober- und Unterkiefer versorgt. Er klagte über zu lange Frontzähne und über das länger werden der Zähne beim Sprechen. Dieser Umstand war für ihn unerträglich. Tatsächlich waren die Frontzähne zu lang und standen zu weit vestibulär. Die Frontzahnästhetik entsprach dem üblichen Erscheinungsbild einer totalen Prothese, wobei Aufstellung, Modellation und Politur sauber ausgeführt waren. Dem Patienten missfielen jedoch die Ästhetik und Funktion der ursprünglichen Prothese. Die Prothesen waren schätzungsweise 10 Jahre alt. Die vertikale Position wich von der richtigen vertikalen Position 2 mm ab. Der Patient beschwerte sich, dass er schlecht schlucken könne. Der Patient war gesetzlich krankenversichert und hatte keinerlei finanzielle Reserven, um etwas dazu zu bezahlen.

Die Situationsabformung im Ober- und Unterkiefer

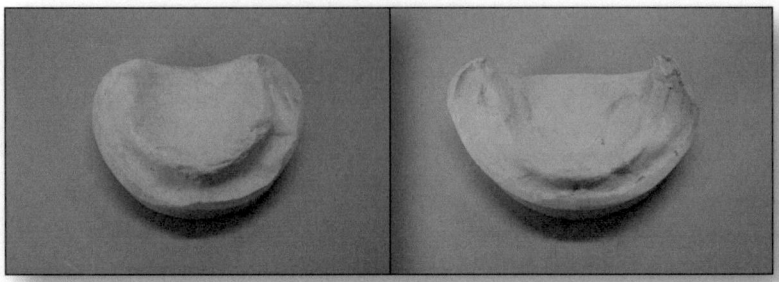

Die Funktionslöffel

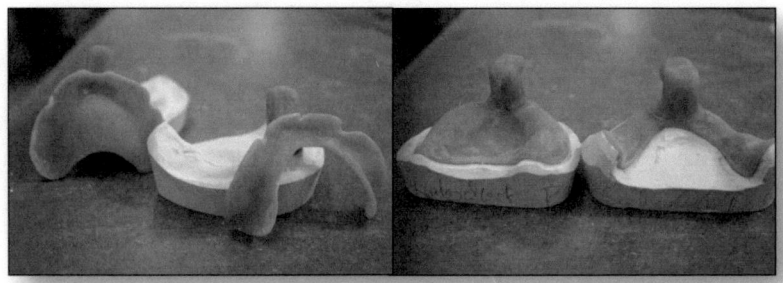

Die individuellen Löffel wurden aus lichthärtendem Material gefertigt. Die Ausdehnung des individuellen Löffels entspricht der Ober- und Unterkieferprothesenbasis unter Berücksichtigung der Wangenbändchen.

Die Zusammensetzung des Löffelmaterials

Lichthärtendes Modelliermaterial auf der Basis von Acrylaten und Abkömmlingen.

- Index-Nummer: Acrylate, allgemein 607-133-00-9
- Gefährliche Inhaltsstoffe: Acrylate und Abkömmlinge
- Einstufung: Kennzeichnung   Xi,   R36/37/38, R 43 S 26/28

                                                                   N   R 51 – 53

Die Funktionsabformung

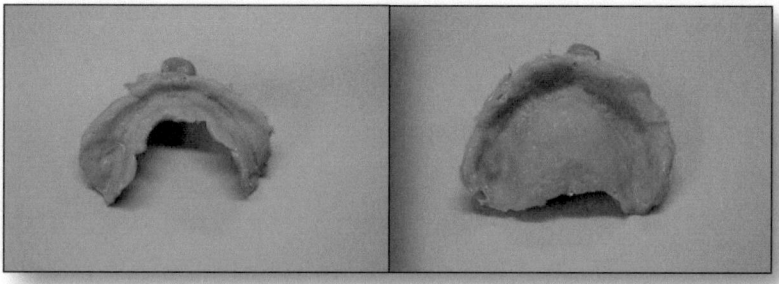

Diese Bilder zeigen die Funktionsabformung mit den Funktionslöffeln für den Ober- und Unterkiefer. Die Funktionsabformungen wurden mit dem Material „Impregum Penta" von der Firma „3M ESPE" genommen. Dies ist eine Polyether Abformmasse.

Die Funktionsrandmodelle

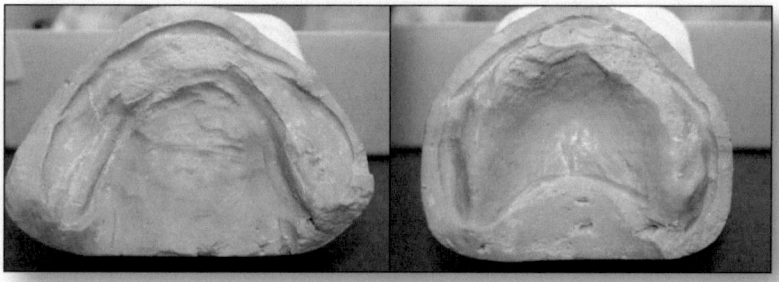

Die vorhandenen Funktionsrandmodelle werden einer genauen Modellanalyse unterzogen. Die Modellanalyse dient der Beurteilung der Kieferbögen, Kieferform sowie der Begutachtung der intra-alveolaren Beziehung in transversaler, sagittaler Richtung. Ein stabiles Prothesenlager ergibt sich im Oberkiefer überall unterhalb des innersten und tiefsten Punktes der Umschlagfalte. Im Unterkiefer ist die innere Begrenzungslinie, die Linea mylohyoidea und im äußeren Bereich Linea obliqua.

Bei der Modellanalyse soll eingeschätzt werden, ob eine Prothese unter Belastung die Tendenz zum Kippen oder zum Abgleiten hat und welche Okklusionsgestaltung gewählt werden muss. Die Modellanalyse wird grundsätzlich nur bei einartikulierten Modellen vorgenommen.

Die Bissnahme

1. **Die Gestaltung des Oberkieferwachswalls erfordert die Berücksichtigung folgender funktioneller Kriterien:**

    a.) Rekonstruktion des Alveolarkamms

    b.) Okklusionsebene bzw. vertikale Dimension

    c.) Berücksichtigung der Frontzahnfreiheit

    d.) Überbiss

2. **Ästhetische Kriterien:**

    a.) Verhältnis zwischen Überbiss und Oberlippenlänge

    b.) Lachlinie / Lachkurve

    c.) Mittellinie, sie verläuft durch die Gesichtsmitte

    d.) Eckzahnlinie, Verlängerung der Nasenbasis für die Eckzahnspitze oder als Markierung der Mundwinkel, welche die distale Begrenzung der Eckzähne bei geschlossenem Mund darstellt.

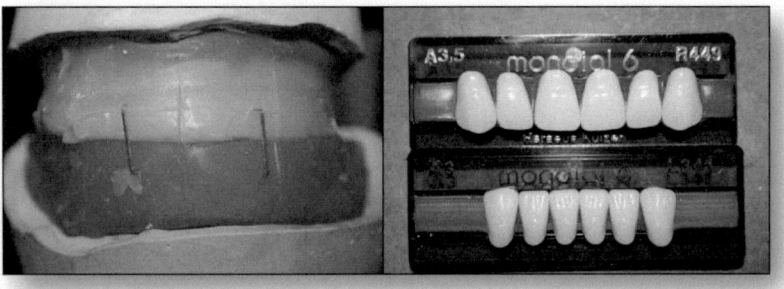

An Hand der Angaben der Zahnärztin und der Bissschablonen werden die Frontzähne ausgesucht.

Die Seitenzahngarnituren

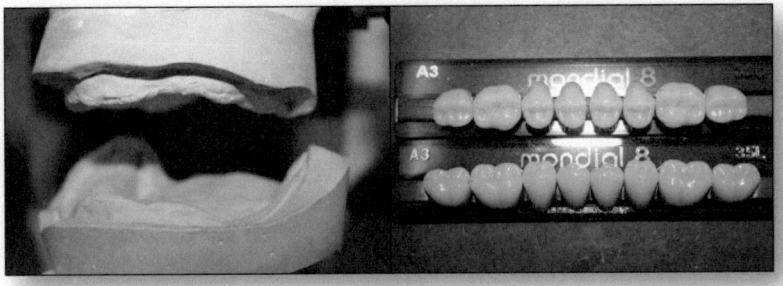

Die Seitenzahngarnituren werden entsprechend der vertikalen Beziehung sowie der Platzverhältnisse ausgesucht.

Die Artikulation

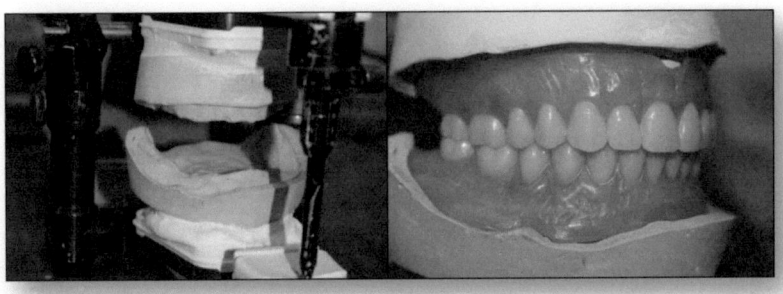

Das Bild zeigt die fertig aufgestellten und ausmodellierten Prothesen, vorbereitet zur Einprobe. Die Wachseinproben sollten immer so vorbereitet werden, dass sie bereits dem Volumen des späteren Prothesenkörpers entsprechen.

Die Wachseinprobe

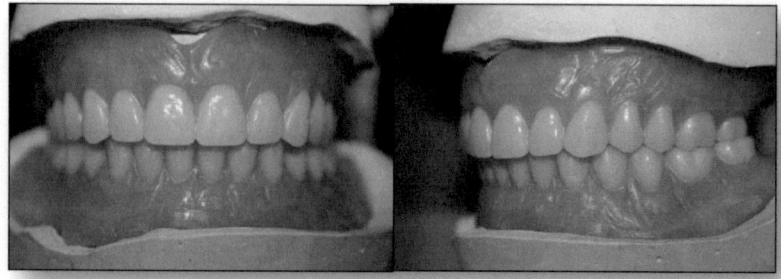

Die Prothesen werden zur Einprobe aus Wachs modelliert. Der Zahnarzt überprüft die in Wachs gefertigten Prothesen unter Berücksichtigung folgender Punkte:

- a.) Überprüfung der Lagerstabilität bei geöffneten Mund
- b.) Ober- und Unterkieferstatik
- c.) bukkale Öffnung
- d.) Schluckbisslage
- e.) bukkale Korridor
- f.) ästhetische Gesamteindruck
- g.) Zahnfarbe
- h.) Sprechprobe
- i.) vertikale Dimension
- j.) Überprüfung des Zungenäquators

Das Einbetten der Prothesen

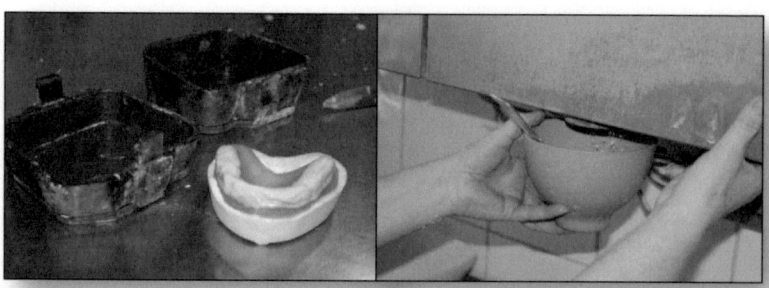

Zum Einbetten wurde ausschließlich Gips der Firma „Klasse 4" verwendet, um den Druck auf die Modelle gleichmäßig zu verteilen. Wichtig ist es die Modelle so zu positionieren, dass die Approximalachsen der Einser im rechten Winkel zur Prothesenebene steht. Somit hat der Druck beim Pressen keine Angriffsfläche für eventuelle Frontzahnbeschädigungen.

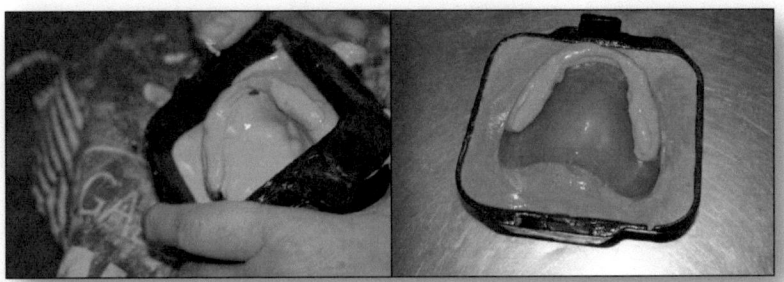

Zum Fertigstellen der Prothesen wird das Heißpolymerisat „Aesthetic Basismaterial" von der Firma Candulor verwendet.

Die Zusammensetzung des Heißpolymerisates:

Monomer

Methylmethacrylat	über	92,0%
Dimethacrylat	unter	8,0%
Katalysator		0,1%

Polymer

Polymethymethacrylat	über	95,0%
Weichmacher	unter	3,5%
Benzoyperoxid	unter	0,6%
Pigmente	unter	0,1%

Klassifizierung nach EN ISO 1567 Type 1, class

Das Einbringen des Kunststoffes

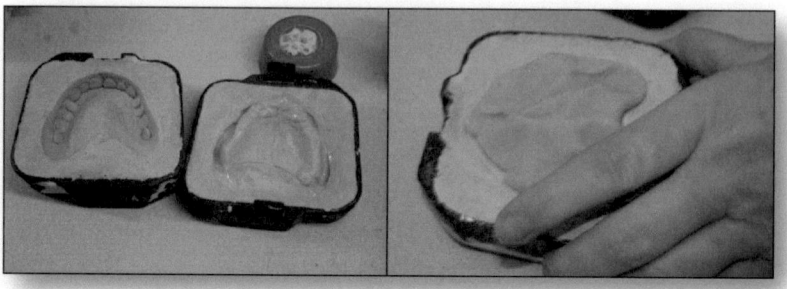

Vor dem Isolieren müssen die Modelle für circa 15 Minuten im annähernd 60°C warmen Wasserbad eingelegt werden. Das Wässern soll sämtliche Luft aus dem Modell verdrängen. Bei ungenügendem Wässern tritt beim Pressvorgang Luft aus den Modellen hervor und führt zu Blasen im Kunststoff.

Im Anschluss an das Wässern wird mit einem sauberen Pinsel die Alginatisolierung auf die Gipsoberfläche aufgetragen. Die isolierten Modelle müssen mindestens 10 Minuten trocknen. Ist die Isolierung nicht gut getrocknet, verbindet sie sich mit dem Kunststoff und hat weiße Verfärbungen zur Folge.

Die Kunststoffe werden in einem Mischungsverhältnis 3 zu 1 (3 Teile Pulver zu einem Teil Flüssigkeit) angemischt. Die Quellzeit liegt bei den Mischpolymerisaten zwischen 3 und 10 Minuten. Nach Ablauf der Quellzeit sind die Teige stopfungsfähig. Der Teig wird ausschließlich mit den dafür geeigneten Handschuhen geknetet und in die Prothesenhälften eingelegt. Das Material verfügt über eine hohe Fließfähigkeit. Nach dem endgültigem Schließen der Küvetten empfiehlt es sich das Material unter der Presse circa 20 Minuten stehen zu lassen.

Die Fertiggestellten Prothesen

Erst jetzt werden die Prothesen von dem Modell gelöst und Gipsreste entfernt, da bereits bei der Einprobe auf das Ausmodellieren größten Wert gelegt wurde, brauchen vor der Politur nur leichte Korrekturen vorgenommen werden. Nachdem die Prothesen vorsichtig gelöst wurden, werden die Prothesen mit einer Fräse, Sandpapier und Gummipolierern ausgearbeitet. Ganz wichtig ist, das der Kunststoff durch die rotierenden Instrumente nicht erhitzt wird, die Folge wären thermische Verformungen, die zur Passungenauigkeit führen könnten. Für die Vorpolitur empfiehlt sich eine Lösung aus Wasser und Bimsstein, damit die Prothesenoberfläche glatt und schlierenfrei wird. Dies gilt besonders für die Interdentalräume, die am vorzugsweise mit Ziegenhaarbürsten auspoliert werden. Den Hochglanz poliert man mit einem Lederschwabbel. Die gereinigten Prothesen sollen schließlich Schmuckstücke sein.

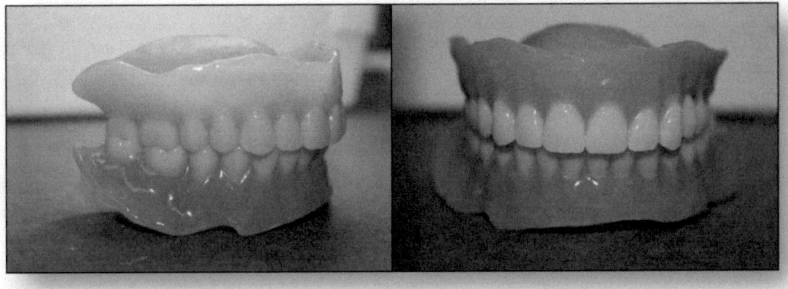

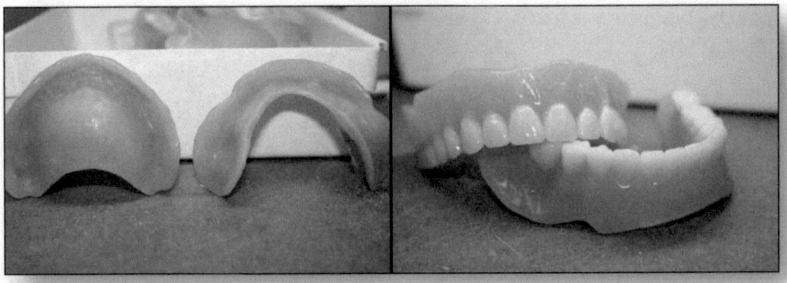

Die linke Abbildung zeigt die Prothesenbasen nach der Fertigstellung. Auf der rechten Abbildung sind die fertig ausgearbeiteten und polierten Prothesen abgebildet. Es handelt sich hierbei um physiologische Prothesen. Sie stellen die neue prothetische Symbiose dar, ästhetisch und funktionell.

Die Okklusionskontrolle

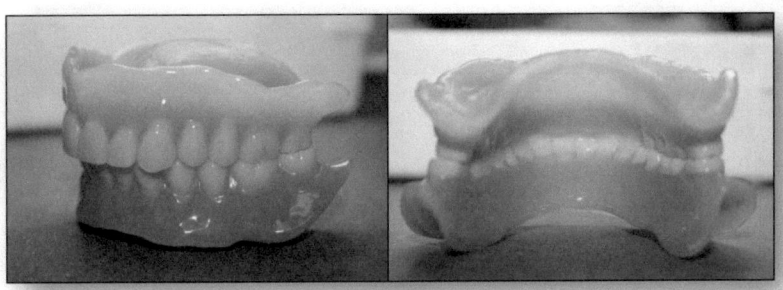

Schlusswort

Die Herstellung von totalen Prothesen nach den kassenzahnärztlichen Richtlinien sind Standardlösungen einfachster Art. Der Preis von 596,49 € Brutto ermöglicht dem Zahntechniker nur mit einfachsten Mitteln zu arbeiten. Die Individualität bleibt dabei leider auf der Stecke und kann für diesen Preis nicht realisiert werden. Allein der Materialanteil des Preises bei der Herstellung von Prothesen liegt bei einem Preis von circa 150 € und die Mehrwertsteuer beträgt 39,02 €. Leider wird oft bei der Auftragsvergabe vom Zahnarzt bzw. vom Patienten die Wertschöpfung der Arbeit für den Zahntechniker überschätzt. Mit einem Stundensatz von 55 €, der nicht hoch kalkuliert ist für ein Handwerksbetrieb, und einer Arbeitszeit von 12 Stunden, kommen wir auf einen Preis von 660 € zuzüglich Material und Mehrwertsteuer. Also stehen die 596,49 € Brutto in keinem Verhältnis zu den eigentlichen Kosten von 866,70 €. Demnach entsteht bei jeder Arbeit ein Defizit von 270,21 €. Und deshalb hört man oft Kollegen sagen, je mehr kassenzahnärztliche Kunststoffversorgungen man hat, umso schneller arbeitet sich ein Labor ins Minus. Auch von den Zahntechnikerverbänden wurde die Kunststoffprothetik nach kassenzahnärztlichen Richtlinien zu 100% unterbewertet eingestuft.

Literatur

1. Lerch, P. (1986): Die totale Prothetik: Die Synthese – Physiologie und Funktion, 1986

2. Kemeny, Imre (1955): Die klinischen Grundlagen der totalen Prothese, 1955

3. Breustedt; Lenz; Musil; Staegemann; Taege; Weiskopf (1987): Prothetische Stomatologie, 1987

4. Hoffmann-Axthelm, W. (1983): Lexikon der Zahnmedizin, 1983